MOYEN PROPHYLACTIQUE

LE SEUL EFFICACE A OPPOSER

AUX INVASIONS ULTÉRIEURES

DU CHOLÉRA

PAR

LE Dr BONNAFONT

Membre correspondant de l'Académie de Médecine

ex-médecin principal des armées, etc.

PARIS

BUREAUX DE LA PRESSE SCIENTIFIQUE ET INDUSTRIELLE DES DEUX MONDES

82, RUE NOTRE-DAME-DES-CHAMPS

1865

MOYEN PROPHYLACTIQUE

LE SEUL EFFICACE

A OPPOSER AUX INVASIONS ULTÉRIEURES

DU CHOLÉRA

PAR

LE DOCTEUR BONNAFONT

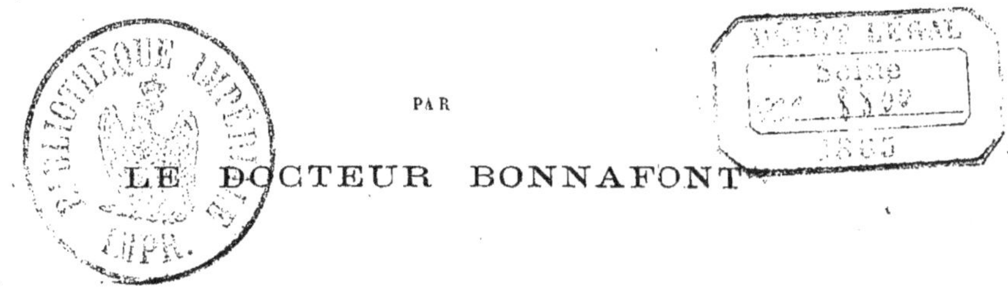

NOTICE LUE A L'ACADÉMIE DES SCIENCES, LE 16 OCTOBRE 1865

ET PUBLIÉE DANS LA PRESSE SCIENTIFIQUE ET INDUSTRIELLE DES DEUX MONDES
(6ᵉ ANNÉE, T. II, PAGE 509)

PARIS

IMPRIMERIE DE DUBUISSON ET COMPAGNIE
5, RUE COQ-HÉRON, 5

1865

LE SEUL MOYEN PROPHYLACTIQUE EFFICACE

A OPPOSER AUX INVASIONS ULTÉRIEURES

DU CHOLÉRA

J'ai déjà eu l'honneur d'adresser, il y a peu de temps, à l'Académie une lettre dans laquelle je disais que, le siége principal et unique du choléra étant dans l'Inde, c'était là seulement qu'il fallait aller le combattre et que toutes les mesures que l'on prendrait, si énergiques et si rationnelles qu'elles fussent, resteraient sans effet si on n'atteignait pas ce but.

Un point sur lequel tous les praticiens sont maintenant d'accord, c'est que le choléra est bien produit par des émanations miasmatiques qui ont leur foyer principal d'élaboration dans la partie de l'Inde limitée par l'immense delta du Gange et du Brahama-Poutra, et que toutes les invasions de cette épidémie en Europe ont toujours eu pour point de départ les marais qui avoisinent les deux fleuves.

Voici ce que dit le prince J. Zagiell, docteur en médecine, au Caire, de l'épidémie actuelle, dans un article inséré à la *Gazette des Hôpitaux*, du 10 octobre :

« Au mois de mars 1865, le choléra se leva des bords du Gange,
» son lit perpétuel, et pendant vingt-deux jours, sans sortir du pays,
» prit le caractère épidémique ; ensuite, poussé par le vent sud-ouest,
» il prit son essor, se divisant en deux colonnes atmosphériques : l'une
» s'avança vers l'Arabie, accompagnant les pèlerins indiens jusqu'à la
» Mecque et Médine, faisant parmi eux, pendant la durée du voyage,

» nombre de victimes; l'autre, non moins terrible, s'avança par l'Af-
» ghanistan vers Cachemire et la Boukharie, puis se fraya un passage
» dans les provinces russes, asiatiques et en Russie d'Europe, accom-
» pagnant la caravane des missionnaires. »

D'ailleurs chaque pays, selon sa constitution géologique, sa température, ses cours d'eau et la nature de ses produits, présente des maladies différentes ; c'est là une vérité banale qui a été signalée par Hip-
pocrate et bien avant lui, très probablement aussi.

En dehors des maladies ordinaires appartenant à chaque climat et à
chaque individu, il en est au moins trois qui règnent à certaines époques sous forme épidémique et qui deviennent le fléau des populations
exposées à leur délétère influence.

C'est ainsi que nous voyons la fièvre jaune en Amérique, les fièvres
intermittentes en Afrique et le choléra dans l'Inde ; ces trois maladies, qui prennent si souvent la forme épidémique, dépendent telle-
ment d'une cause spéciale, qu'elles ne sauraient jamais se produire
sous l'influence d'aucune cause en dehors du foyer primitif où leur
élément s'élabore.

Ainsi, quels que soient les foyers accidentels de putréfaction, de ma-
tières végétales ou animales qui se produisent en dehors du foyer primitif, soit naturellement, soit par l'incurie des populations, jamais on
ne verra leurs émanations engendrer le choléra ni la fièvre jaune.

C'est donc une erreur de croire que les nombreux cadavres d'animaux abandonnés sur le sol par les caravanes qui traversent le désert
pour arriver à la Mecque puissent, par leur putréfaction, donner naissance au choléra.

S'il en était ainsi, toute l'Afrique serait en tout temps exposée à cette
maladie, puisque les musulmans n'enterrent jamais les animaux
morts.

Voici un autre exemple qui prouvera que de telles émanations ne
sont pas aussi nuisibles qu'on le suppose.

Tout le monde sait qu'en Amérique, surtout dans les immenses plai-
nes arrosées par la Plata, il se fait un grand commerce de cuirs expé-
diés pour l'Europe; des milliers de bœufs sauvages sont abattus et
dépouillés, toujours le plus près possible des habitations; tous les ans,
à certaines époques, la terre est jonchée, dans une étendue très consi-
dérable, de cadavres d'animaux dont la décomposition est abandonnée
à l'influence de tous les éléments.

Eh bien ! malgré ces odeurs infectes, dont l'atmosphère est impré-
gnée à des distances énormes, jamais les populations ne sont aux prises
avec aucune maladie épidémique sérieuse.

L'innocuité de ces émanations peut s'expliquer par la raison que
les chairs se dessèchent en se putréfiant, sous l'influence d'un soleil

très ardent et au contact d'un sol chaud et sablonneux, qui ne peut ni n'a le temps de s'imprégner des parties liquides, à cause de la grande élévation de la température.

Ceci démontre que pour que le miasme acquière ses qualités malfaisantes et spécifiques, il faut qu'il soit le résultat de certaines combinaisons chimiques et atmosphériques spéciales, que je laisse à plus savants que moi le soin d'expliquer.

La conséquence de ces observations est qu'on aura beau obliger les caravanes à enterrer les animaux, ces mesures, quoique très hygiéniques et très rationnelles, n'empêcheront pas les invasions du choléra; elles pourront tout au plus en diminuer l'intensité.

On voit donc que si on veut atteindre un résultat vraiment important, il faut aller attaquer le choléra dans sa source, comme nous avons attaqué les fièvres intermittentes en Algérie, et comme les Français attaqueront bientôt la fièvre jaune au Mexique, pour peu que l'occupation de ce pays dure encore quelques années.

Un des membres les plus distingués de l'Académie de médecine, M. le docteur Roche, avait eu comme moi l'idée, en 1849, d'aller attaquer le choléra dans l'Inde, à sa source primitive.

Pénétré de cette pensée, j'avais déjà dit, après l'épidémie de 1849, au Congrès scientifique d'Arras, combien il serait essentiel que la question prophylactique du choléra devînt une question diplomatique et que tous les gouvernements devraient s'entendre pour la formation d'un congrès sanitaire universel, composé d'hommes spéciaux, qui auraient la mission d'aller étudier cette question sur les lieux mêmes et indiqueraient les travaux nécessaires pour assainir les contrées où le choléra prend naissance.

Cette proposition fut considérée alors comme une utopie et passa inaperçue.

Puis, le choléra ayant disparu, et avec lui les craintes qu'il inspire, ce projet ne put avoir de suite, et mon mémoire est resté enfoui dans la collection de la revue médicale de l'époque.

Mais maintenant que l'Europe est de nouveau envahie par l'épidémie, tout le monde s'empare de cette idée et, faisant table rase de tout ce qui a été écrit précédemment, chacun se l'approprie en disant que c'est au Delta du Gange qu'il faut aller combattre le fléau.

D'autres personnes attribuent aussi les irruptions du choléra à l'habitude qu'ont les Indiens de ne pas enterrer leurs morts.

Certes, il y a là une cause puissante d'infection; mais cette habitude existe chez les Indous de temps immémorial, et bien que le choléra existât toujours dans ce pays, il n'en est sorti que depuis un demi-siècle ; il faut donc chercher ailleurs la cause de cette intensité miasmatique. Eh bien! cette cause, si je ne l'ai point complétement trouvée, je crois du moins être sur ses traces, comme l'Académie va en juger.

En parcourant un ouvrage sur l'Inde anglaise en 1843 et 1844, par M. le comte de Warren, ancien officier supérieur de l'armée anglaise de l'Inde, j'y ai trouvé les passages suivants (p. 156, 157, 158, t. II) :

« L'administration anglaise, au lieu d'édifier, ne fait que détruire ; les plus beaux fleuves du monde qui, au moyen de canaux et de dérivations, fertilisaient et pourraient fertiliser encore d'immenses régions, sont abandonnés à eux-mêmes et vont, après avoir traversé des terrains stériles en y formant des marais, se perdre dans la mer et dans les sables.

» Non-seulement on ne restaure pas ce qui était, mais on le laisse se détruire en ne faisant rien de neuf ; chaque année voit tomber en poussière quelque chaory et s'écrouler quelques-unes de ces digues qui retenaient depuis des siècles ces eaux bienfaisantes ; les flots s'écoulent et les bassins tarissent ou sont comblés par des alluvions ; la culture disparait, les populations périssent, et, pour peu que cela dure, le pays retournera en désert.

» Dans un seul district, celui de North-Arcott, pendant les premiers vingt-cinq ans de l'occupation anglaise de ce pays, et par l'incurie de son administration, le nombre des étangs crevés et emportés a été de onze cents !!! »

Voici encore un passage extrait de l'*India News* (journal officiel), dans son rapport de la Statistique de l'Inde en 1844. Il n'est pas plus favorable à l'administration anglaise : « Du temps des conquérants Mogols, un admirable canal appelé le Doab partait de Delhi et fertilisait dans son parcours plus de deux cent milles de pays ; ce canal, qui était entretenu depuis avec tant de soins par les indigènes, est entièrement détruit, et ces contrées, si fertiles et si salubres, sont devenues maintenant le séjour des bêtes féroces et le réceptacle de quelques familles, vrais solitaires, errant sous des ombrages funéraires [1]. » (*India News*, 1844, journal officiel).

En présence des désastres que l'épidémie occasionne sur tous les peuples et des grandes perturbations physiques et morales qui en résultent, le moyen que je propose vaut bien la peine d'être étudié ; d'autant que, si M. de Warren et l'*India News* sont dans le vrai, le remède ne me paraît pas d'une application aussi difficile qu'on le suppose et que je le supposais moi-même, puisqu'il s'agirait seulement de rétablir le sol et le régime des eaux dans les mêmes conditions où il était avant l'occupation anglaise en admettant, ce que je ne saurais croire, qu'on ne puisse mieux faire.

---

[1] Quel est le pays où de pareils désordres s'accompliraient dans l'état du sol qui ne deviendrait la cause de foyers infects et pestilentiels?...

Peu nous importe que le choléra continue à régner dans l'Inde, pourvu que l'Europe ne soit pas sans cesse menacée de ses trop fréquentes et trop meurtrières invasions.

En résumé, ce n'est, suivant moi, ni au Caire ni à Constantinople qu'il faut diriger les moyens d'action, mais bien dans l'Inde, au centre même de l'infection, ou mieux peut-être à Londres, au siége de l'administration.

D'ailleurs, messieurs, aux grands maux les grands remèdes, et si la société reproche à la médecine de manquer de moyens curatifs contre le choléra, la médecine, à son tour, sera en droit de répondre : Nous vous en proposons un, c'est à vous de le mettre à exécution.

Or, la thérapeutique ne possédant pas, cela n'est que trop vrai, de remède capable de neutraliser l'action si promptement mortelle du miasme cholérique, il faut en appeler à l'hygiène, et puisque l'hygiène nous en fournit d'une efficacité incontestable, c'est à nous, médecins, de vous l'indiquer et à vous de le mettre en pratique ; la médecine aura fait ainsi son devoir en vous signalant ses avantages et vous mettant à même de faire le vôtre si vous suivez ses prescriptions.

Mais notre voix sera-t-elle écoutée? nous n'osons l'espérer, car nous savons combien les conseils donnés par les philosophes et les médecins ont besoin d'être longtemps proclamés avant que la main bienfaisante des gouvernements les mette en pratique.

Tel est le projet qui depuis longtemps fait le sujet de mes préoccupations.

Mis cinq fois en présence de l'épidémie : deux fois à Alger, puis à Bône, à Constantine, à Arras en 1849, et enfin à Paris en 1853, bien que nos résultats thérapeutiques aient été aussi satisfaisants que possible, nous avons pu acquérir la triste conviction que, la médecine étant impuissante dans le plus grand nombre de cas, c'était à l'hygiène qu'il fallait faire appel contre un si redoutable fléau.

Du reste, notre gouvernement paraît aussi le comprendre à présent, et nous n'avons qu'à nous réjouir des mesures qu'il a déjà prises. Mais nous espérons qu'il n'en restera pas là et qu'il poussera ses investigations jusqu'au centre et à l'origine du mal.

La France aura ainsi donné par cette louable initiative un bon et salutaire exemple de plus à suivre à toutes les nations.

OUVRAGES PRINCIPAUX DU MÊME AUTEUR

Géographie médicale d'Alger et de ses environs (Alger, 1839).

Deux expériences sur deux décapités, prouvant que la décapitation entraîne nécessairement la mort (Académie des Sciences, 1844).

Réflexions sur l'Algérie (Paris, 1846).

Nouveau mode de recrutement de l'Armée (Paris, 1848).

Mémoire sur le mode de transmissibilité du choléra (*Union médicale*, 1849).

Mémoire sur la nécessité de réunir un congrès diplomatique pour aviser aux moyens d'arrêter les invasions du choléra en Europe (Congrès d'Arras, 1853).

Mémoire sur les trombes de mer (Académie des Sciences 1859).

Traité complet théorique et pratique des maladies de l'appareil de l'ouïe (in-8º, 700 pages ; Paris, 1860).

Plusieurs mémoires sur la physiologie et la pathologie de cet appareil.

Paris. — Imprimerie de Dubuisson et Cⁱᵉ, rue Coq-Héron, 5. — 10416

LA PRESSE

SCIENTIFIQUE ET INDUSTRIELLE

DES DEUX MONDES

REVUE UNIVERSELLE DES SCIENCES PURES ET APPLIQUÉES, DE LA MÉDECINE,
DE LA PHILOSOPHIE, DES BEAUX-ARTS ET DE L'INDUSTRIE

Bureaux : 82, rue Notre-Dame-des-Champs,

A PARIS

Paraît tous les 15 jours, 64 p. in-8°, 2 vol. de 700 p. chacun par an.

CONDITIONS DE LA SOUSCRIPTION

Paris et Départements : un an, **25** francs, six mois, **14** francs.

Le prix de chaque livraison, vendue séparément, est de 1 fr. 25.

SIXIÈME ANNÉE

La *Presse scientifique et industrielle des Deux Mondes* a pour but de tenir les amis des sciences et de l'industrie, les gens du monde et les hommes spéciaux tout à la fois, au courant des progrès qui s'accomplissent chaque jour dans le domaine des sciences et de leurs applications. Par le mot *sciences*, elle entend l'ensemble des acquisitions que l'esprit humain réalise, en donnant pour base au raisonnement les méthodes d'observation et d'expérience ; elle reste étrangère aux questions de politique et d'économie sociale. Toutefois, elle ne se borne point aux seules sciences mathématiques, physiques et naturelles ; l'histoire, la géographie, la philosophie, la critique philosophique, l'érudition, l'exégèse, les sciences morales rentreront dans le cadre de ses appréciations, toutes les fois qu'en y pénétrant, le flambeau de la méthode scientifique en aura fait jaillir quelque découverte nouvelle.

Elle consacre en outre une large part à l'exposition raisonnée et à la discussion des découvertes et des inventions nouvelles dont le rôle est si grand aujourd'hui dans le développement industriel des sociétés.

LA PRESSE SCIENTIFIQUE ET INDUSTRIELLE DES DEUX MONDES

SOMMAIRE

Du numéro 9 — 6ᵉ année — 1865 — tome second — 1ᵉʳ novembre.

MM.

JACQUES BARRAL. ...... { Chronique de la science et de l'industrie (2ᵉ quinzaine d'oc-
ABEL ARBELTIER .... { tobre).
JACQUES BARRAL. .... Souscription française en faveur du capitaine Maury.
DOCTEUR PELLARIN ...... Le choléra. — Prophylaxie.
DOCTEUR BONNAFONT..... Le choléra. — Prophylaxie.
BARRAL................. Sur la statue de Buffon et l'invention des chaudières tubulaires.
ABEL ARBELTIER......... Revue de physique.
DEVERIA .... Manéthon et ses derniers adversaires.
VAQUEZ .... Nouveau mode d'attelage des wagons.
DE TERNISIEN .... Sur l'origine des espèces.
JACQUES BARRAL .... Météorologie.
GEORGES BARRAL........ { Bibliographie : *Revue semestrielle des travaux d'exploitation
                        { des mines, de métallurgie et de construction,* par Ed. Grateau.
GÉRARD................. Prix courant des denrées industrielles (2ᵉ quinzaine d'octobre).

GRAVURES NOIRES

Vue de l'attelage Dorso pour les wagons.
Attelage Dorso pour les wagons. — Vue de la douille et de la fourchette.

SOMMAIRE DE LA CHRONIQUE DE LA SCIENCE ET DE L'INDUSTRIE. — Le choléra à l'Académie des sciences. — Les médecins interpellés par M. Le Verrier. — Singulière réponse de M. Velpeau. — Le canard du *Constitutionnel* et M. de Parville. — Diarrhée prémonitoire du choléra. — Le laudanum. — Le sous-nitrate de bismuth. — Les liqueurs fortes et les purgations. — Pastilles de charbon végétal. — Point de cas foudroyants de choléra. — On peut toujours éviter le choléra. — On doit s'éloigner des localités atteintes d'épidémie. — Les erreurs de M. l'abbé Moigno. — Lettre de M. César Daly. — Les victimes des Mondes. — Une lettre inconvenante à l'Académie! — Le public pris pour juge. — La locomotion aérienne. — La direction des ballons résolue à Londres par MM. Delamarne et Jeunesse. — L'Avenir, voiture à vapeur circulant dans Paris. — Chauffage des locomotives par le pétrole. — Filage et blanchiment des déchets de laine. — Les étoupes de chanvre et de lin converties en pâte à papier. — Révélation de la présence du bois dans le papier de chiffons. — L'aventurine Pelouze. — Char maritime. — Bouée électrique Duchemin. — Nécrologie, le docteur Malgaigne.

SOMMAIRE DE LA REVUE DE PHYSIQUE. — Transparence des eaux de la mer. — Relation des expériences faites à Civita Vecchia par MM. Secchi et Cialdi. — Visibilité maxima à 45 mètres de profondeur. — Absorption des rayons solaires par les eaux de la Méditerranée. — Couleur de la mer. — Paratonnerres à conducteurs multiples de M. Melsens. — Cage métallique enserrant l'Hôtel-de-Ville de Bruxelles. — Diffusion de l'électricité dans la terre par trois voies. — Vérification directe de la conductibilité du paratonnerre. — L'électricité choisit toujours la route la meilleure conductrice, quelque longue qu'elle soit. — Conductibilités respectives du fer et du cuivre. — Piles thermo-électriques à sulfure de cuivre, par M. Becquerel. — Préparation du sulfure de cuivre. — Dressage d'une pile. — Influence de la température sur le protosulfure. — Comparaison du couple à sulfure et du couple à alliage d'antimoine et de zinc au couple bismuth-cuivre, et à l'élément à sulfate de cuivre. — Grandeur de la force électro-motrice des couples à sulfure. — Résistance du sulfure de cuivre au passage de l'électricité. — Effets de tensions. — Courants d'induction et lumière stratifiée, par M. Fernet. — Interruption par un courant d'air du circuit induit de la bobine de Ruhmkorff. — Raréfaction de l'air. — Lumières rouge et bleue aux pôles. — Stratifications. — Expérience du miroir tournant. — Images du courant direct. — Images du courant inverse. — Les interférences entre courants ne produisent pas la lumière stratifiée. — Deuxième interruption dans l'air. — Disparition du courant inverse. — Identité des images au miroir tournant. — Capacité électrique des bronzes d'aluminium. — Action des acides et des bases sur l'aluminium et ses alliages. — Alliages combinaisons. — Alliages mélanges.

SOMMAIRE DE LA MÉTÉOROLOGIE. — Température exceptionnelle du mois de septembre. — Septembre plus chaud qu'août. — Abondance d'insectes. — Grande évaporation d'eau. — Situation générale de l'Europe.

Paris, — Imp. Dubuisson et Cᵉ, r. Coq-Héron, 5.

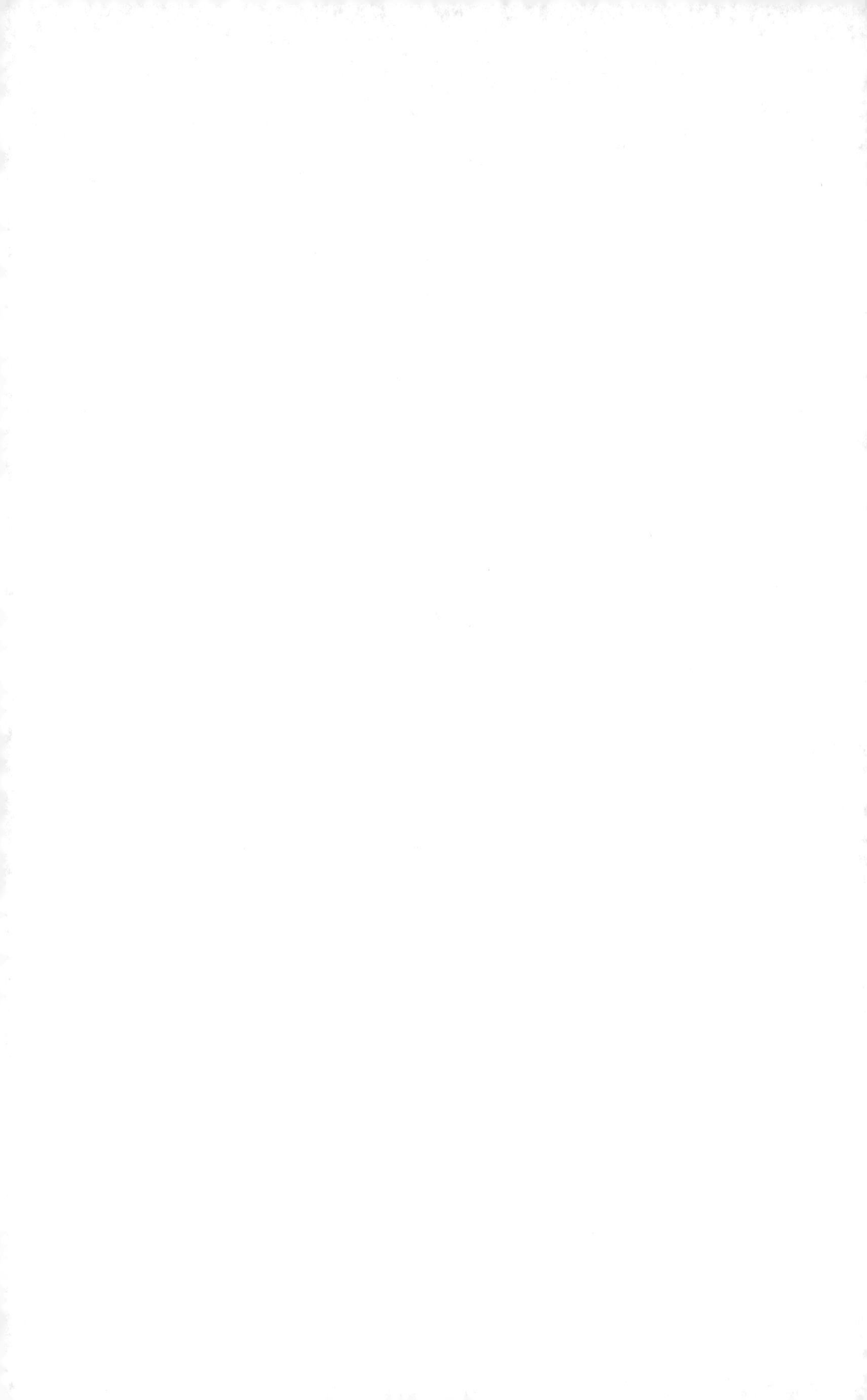